AF360282

JURISPRUDENCE VÉTÉRINAIRE.

Lorsqu'un animal vendu et *non encore livré* vient à périr entre les mains du vendeur, au compte de qui, de ce dernier ou de l'acquéreur, doit rester la perte de cet animal ?

Par M. Renault,

Directeur de l'Ecole impériale vétérinaire d'Alfort.

Extrait du RECEUIL DE MÉDECINE VÉTÉRINAIRE.

Il arrive quelquefois, dans le commerce dont les animaux domestiques sont l'objet, dans les ventes de chevaux notamment, que la livraison ne suive pas immédiatement la conclusion du marché, et qu'il soit convenu entre les contractants, sans autre stipulation particulière, qu'elle n'aura lieu qu'un ou plusieurs jours après ; soit que le vendeur doive conduire l'animal chez l'acquéreur ou en un lieu déterminé par ce dernier ; soit que l'acquéreur s'oblige à venir ou envoyer prendre cet animal chez le vendeur. Ordinairement, en pareil cas, on fixe le jour auquel cette livraison aura lieu : et, alors, si c'est le vendeur qui a été tenu de conduire l'animal chez l'acquéreur et s'il a laissé écouler le jour fixé pour la livraison sans l'avoir effectuée, on dit qu'il est *en demeure de livrer*. Si c'est l'acquéreur qui, lors du contrat, s'était chargé de prendre ou faire prendre l'animal chez le vendeur, et s'il n'en a pas opéré l'enlèvement à l'époque convenue, c'est lui qui est *en demeure de se livrer*.

Il est encore une autre circonstance qui peut se produire quand la livraison ne s'effectue pas au moment même de la vente : c'est celle où, à ce moment, aucune époque n'est fixée pour cette livraison. Dans ce cas, le vendeur garde le cheval dans ses écuries ; mais il n'est *en demeure* de le livrer que lorsque, par un acte quelconque qui ne puisse être contesté, il a été sommé par l'acquéreur de livrer cet animal, et ne l'a pas fait.

Or, la loi a laissé certains risques à la charge du vendeur ou de l'acquéreur, suivant que, dans des circonstances données, c'est l'un qui est *en demeure de livrer* ou l'autre *en demeure de se livrer*.

Après cette courte explication préliminaire, que j'ai cru devoir donner pour ceux des lecteurs du *Recueil* qui, n'étant pas familiarisés avec le langage du droit, pourraient ne pas saisir nettement ce qui va suivre, j'arrive aux développements que comporte l'examen de la question suivante : *Lorsqu'un animal vendu et non encore livré, vient à périr entre les mains du vendeur, au compte de qui, de ce dernier ou de l'acquéreur, doit rester la perte de cet animal ?*

Pour ne pas compliquer cette question et la circonscrire autant que possible, il convient de supposer, comme c'est le cas dans l'espèce que je veux faire connaître dans cet article, une affaire dans laquelle la mort de l'animal soit survenue avant l'expiration du temps au bout duquel la livraison devait avoir lieu ; car la même question devrait se résoudre d'une manière tout à fait différente si, au moment de la mort de l'animal, le vendeur entre les mains duquel il périt était en demeure d'en faire la livraison. Nous supposons donc le cas où la mort de l'animal survient chez le vendeur avant que celui-ci soit en demeure de livrer.

Si claires que paraissent être et que soient, en effet, les dispositions législatives qui régissent la matière, on ne peut se dissimuler que les monuments de la jurisprudence propres à les consacrer dans leur application aux espèces qui nous intéressent, ne sont pas tellement nombreux et précis qu'il ne reste aucun doute à cet égard sur leur saine interprétation : et c'est parce que je sais bon nombre de vétérinaires et quelques hommes de loi qui professent sur ce point une opinion que je regarde comme erronée, que j'ai cru utile de faire connaître un jugement que vient de rendre, sur mon rapport, le tribunal de commerce de Paris, dans une affaire où le point de droit à examiner et à résoudre était précisément celui qu'indique la question formulée en tête de cet article.

Mais avant de rapporter ce jugement et d'exposer les circonstances auxquelles il s'applique, il est bon d'en faire connaître et examiner deux autres desquels il résulterait, dit-on, que, dans le commerce des animaux, la mort, avant la livraison et sans que le vendeur fût en demeure, de l'animal objet du contrat, est pour le compte de ce dernier. Car c'est surtout à la suite de ces deux décisions, que beaucoup de vétérinaires, d'éleveurs et de marchands de chevaux se sont fait cette opinion ; et c'est en les invoquant qu'ils la soutiennent. Or, je ne crois pas, pour ma part, qu'on puisse le moins du monde y trouver les bases ou seulement la cause d'une semblable doctrine. On va en juger.

— Voici la première affaire ; elle était soumise au tribunal de commerce de Chartres :

Le 18 avril 1840, Guillon ayant un cheval qui ne lui convenait plus, le vend à Lenfant qui est marchand de chevaux ; et, en même temps, il demande à lui en acheter un autre pour remplacer le sien. Mais Lenfant n'en a pas en ce moment qui puisse convenir. Il espère en avoir sous peu. En attendant, il prie Guillon de garder chez lui le cheval qu'il vient de lui vendre à lui Lenfant. « Quand j'aurai votre af-« faire, ajoute-t-il, je vous l'écrirai : alors vous me *ramènerez* SAIN « ET NET le cheval que je viens de vous acheter, et vous retournerez « chez vous avec le cheval nouveau que je vous fournirai. »

A six jours de là, le 24, le cheval tombe malade chez Guillon qui le fait immédiatement mettre en traitement chez son vétérinaire, et qui, le même jour, en informe Lenfant et l'invite à venir le voir. Lenfant ne répondit et ne vint pas. Le 26, le cheval meurt.

Le même jour (26), requête au juge de paix et nomination d'un expert qui ouvre le cheval et le déclare mort d'une affection charbonneuse. Lenfant, bien que régulièrement sommé, n'a pas assisté à l'expertise.

Le 16 juin, l'affaire est appelée devant le tribunal. Il s'agit de savoir qui, de Guillon ou de Lenfant, supportera la perte du cheval.

Dans l'intérêt de Guillon on soutient d'abord « que la vente a été parfaite, et que si, en suite de cette vente, ce vendeur a consenti à garder le cheval chez lui, c'est évidemment à titre de dépôt et pour rendre service à Lenfant. Ce dernier était donc devenu le véritable propriétaire du cheval dont Guillon n'était plus que le dépositaire. Dès lors, l'animal étant devenu la propriété de Lenfant, était et devait rester à ses risques et périls; et sa perte doit être supportée par lui, encore bien qu'il n'en ait pas pris livraison, s'il ne prouve pas qu'elle soit survenue par la faute de Guillon. Or, tout prouve, au contraire, que celui-ci n'a rien négligé pour sa conservation. »

Lenfant objecte à cet exposé des faits « qu'il est vrai que la vente a eu lieu le 18 avril, mais qu'elle n'a pas été définitive ce jour-là; lui, Lenfant, déclarant et étant prêt à prouver qu'avant de l'accepter comme telle, il s'était réservé *sa vue dessus,* lors de la livraison, comme c'est l'usage dans le pays : d'où il suit que le marché ne devait être parfait que le jour de la livraison. D'un autre côté, il a été stipulé qu'il ne se livrerait du cheval que s'il lui était ramené *sain* et *net.* Or, cette condition expresse n'a pas été remplie, puisque l'animal a succombé chez le vendeur. »

C'est en présence de ces articulations respectives que, le 16 juin, le tribunal a rendu le jugement suivant :

« Le tribunal, vidant son délibéré, statuant sur la demande formée
« par Guillon contre Lenfant en paiement de la somme de 750 fr. pour
« prix d'un cheval qu'il lui a vendu livrable à l'époque déterminée,
« laquelle livraison n'a pu avoir lieu par la mort de l'animal sur-
« venue dans l'intervalle de la vente à la livraison, sans qu'il y ait eu
« faute de la part du vendeur; et sur les conclusions contraires prises
« par le défendeur;

« Attendu qu'offres faites par Guillon, le 18 avril dernier, de vendre
« à Lenfant un cheval qu'il avait amené à cet effet, il s'ensuivit marché
« verbal entre eux moyennant 750 fr., sous condition que l'animal ne
« serait livré qu'à la foire de mai, du 8 au 11 du dit mois, et qu'étant
« représenté sain et en bon état, le paiement s'en effectuerait de suite;

« Attendu que Guillon acquiesçant à cette convention, restant pos-
« sesseur de son cheval et libre de l'employer à tels travaux que bon
« lui semblerait jusqu'à la livraison, s'est soumis, à ses risques et pé-
« rils, à une condition suspensive qui donnait droit à l'acheteur de re-
« fuser l'animal s'il lui était représenté blessé par accident ou malade,
« et le dispensait de tout paiement dans le cas où, comme dans l'es-

« pèce, le vendeur se trouverait dans l'impossibilité de livrer le cheval
« mort dans l'intervalle de la vente à la livraison ;

« Par ces motifs, le tribunal, vu les art. 1584, 1181, 1182 et 1135
« du Code civil (1), déclare Guillon non recevable en sa demande
« contre Lenfant et le condamne aux dépens. »

Il m'aura suffi d'avoir appelé l'attention sur ce jugement et d'en avoir
rapporté les termes, pour qu'il paraisse bien clair que le tribunal qui
l'a rendu n'a entendu en aucune façon décider la question de savoir à
la charge duquel, du vendeur ou de l'acquéreur, doit rester la perte
d'un animal vendu, mort avant la livraison entre les mains et sans la
faute du vendeur. Cette question a bien été soulevée par le demandeur : mais le tribunal ne s'y est pas arrêté : il a vu dans les conventions qui avaient accompagné la vente, une condition suspensive de laquelle, en droit, il résultait que le cheval devait rester aux risques du
vendeur jusqu'à l'événement de la condition. Or, avant que le fait prévu
par la convention comme constituant cette condition suspensive se
fût accompli, le cheval est mort. Il a donc dû déclarer, et il a déclaré,
qu'il était mort pour le compte du vendeur qui en restait propriétaire
jusqu'à l'accomplissement de la condition. Et la preuve que c'est là la
seule question dont s'est occupé le tribunal, c'est qu'il a basé son jugement en ne visant que les art. 1584, 1181, 1182 et 1135 qui ont trait
à la vente sous condition suspensive. C'est donc a tort qu'on a consi-
déré cette décision du tribunal de Chartres comme statuant formelle-

---

(1) Art. 1584. — « La vente peut être faite purement et simplement, ou
« sous une condition soit suspensive, soit résolutoire. »

Art. 1181. — « L'obligation contractée sous une condition suspensive
« est celle qui dépend d'un événement futur et incertain, ou d'un événe-
« ment actuellement arrivé, mais encore inconnu des parties.

« Dans le premier cas, l'obligation ne peut être exécutée qu'après l'évé-
« nement de la condition. Dans le second cas l'obligation a son effet du
« jour où elle a été contractée. »

Art. 1182. — « Lorsque l'obligation a été contractée sous une condition
« suspensive, la chose qui fait la matière de la convention demeure aux ris-
« ques du débiteur qui ne s'est obligé de la livrer que dans le cas de l'évé-
« nement de la condition. Si la chose est entièrement périe sans la faute
« du débiteur, l'obligation est éteinte, etc..... »

Art. 1135. — « Les conventions obligent non-seulement à ce qui y est
« exprimé, mais encore à toutes les suites que l'équité, l'usage ou la loi
« donnent à l'obligation d'après sa nature. »

ment ou seulement implicitement que jusqu'à ce que la livraison d'un animal vendu ait été effectuée, sa perte, si elle a lieu, doit rester pour le compte du vendeur. Cette question n'a même pas été abordée dans ce jugement.

— Voyons maintenant le second, qui a été rendu par le tribunal de commerce de Laigle (Orne), le 5 septembre 1853. Voici en deux mots à quelle occasion et dans quelles circonstances il est intervenu :

Le 3 juillet 1853, Sortais vend à Brissard, à son domicile à Saint-Martin-du-Vieux-Bellême, un cheval dont on convient que la livraison sera faite à Regmalard. Le lendemain, ainsi qu'il avait été convenu, le domestique de Sortais conduit le cheval à Regmalard dans les écuries de l'hôtel de la poste, où, peu d'instants après y être arrivé, et avant que Brissard ne soit venu le prendre, il meurt par accident. Nonobstant Sortais en réclame le prix à Brissard ; se fondant sur ce principe de droit que la vente ayant été faite entre eux, purement et simplement, sans aucune condition particulière, Brissard en était devenu propriétaire à l'instant même de la conclusion du marché, et que, dès lors, c'était par lui que la perte en devait être supportée : *res perit domino.*

Refus de Brissard, qui répond que l'usage du pays, dans le commerce des animaux, est qu'il n'y a de vente parfaite qu'après la livraison ; et que, partant, le cheval étant mort avant qu'il ne s'en fût livré, il ne saurait être tenu de subir les conséquences de sa perte.

Sur ce, jugement du tribunal ainsi conçu :

« Considérant qu'il résulte des débats que le cheval dont le prix est
« aujourd'hui réclamé par Sortais à Brissard, à été vendu à Saint-
« Martin-du-Vieux-Bellême moyennant 630 fr., mais qu'il demeure
« constant aussi qu'il devait être livré à Regmalard ;

« Considérant qu'il est constant, en fait, que ce cheval conduit à
« Regmalard par le domestique de Sortais, le lendemain de la vente,
« est péri par accident, peu d'instants après son arrivée, dans l'une
« des écuries de l'hôtel de la poste où l'avait conduit le domestique de
« Sortais, et, dans tous les cas, avant que Brissard en eût pris livrai-
« son ;

« Considérant, en droit, que si, aux termes des art. 1138 et 1583 du

« Code Napoléon, la vente est parfaite, entre les parties, dès qu'on est
« convenu de la chose et du prix, quoique la chose n'ait pas encore
« été livrée ni le prix payé ; que si l'obligation de livrer la chose (par-
« faite par le seul consentement des parties contractantes), rend le
« créancier propriétaire et met la chose à ses risques et périls dès l'in-
« stant où elle a dû être livrée, ces principes généraux ne doivent pas
« être rigoureusement appliqués à toutes les espèces de vente ; que
« dans celle dont il s'agit, *il est d'usage constant et reconnu* que la
« vente n'est parfaite que par la livraison ; d'où il suit que le cheval
« en question ayant péri avant la livraison, la perte doit être supportée
« par le sieur Sortais qui n'avait pas cessé d'en être propriétaire ;
    « Par ces motifs, le tribunal, jugeant en dernier ressort, déclare
« l'action du sieur Sortais mal fondée, l'en déboute, et le condamne en
« tous les frais et dépens. »

Assurément, il faut en convenir, à n'examiner ce jugement que dans
son dispositif, on peut y trouver, jusqu'à un certain point, quelque
chose d'assez spécieux en faveur de la doctrine de la responsabilité
du vendeur. Mais, en concédant même que ce soit à cette responsabilité que tende à aboutir cette décision, on remarquera que ce n'est
pas une question de principe qu'a jugée le tribunal : il a eu grand
soin, au contraire, d'établir que, en droit, et d'une manière générale,
après une vente pure et simple, c'est aux risques et périls de l'acheteur
que passe l'objet vendu, encore bien qu'il ne se soit pas livré au moment de la vente. Seulement, se fondant sur un *usage* local dont, à tort
ou à raison, il a admis que la puissance était supérieure à celle du
droit commun, il a décidé que, dans l'espèce dont s'agissait, l'usage
étant que la vente n'étant parfaite qu'après la livraison, et l'animal
étant mort avant que cette livraison ne fût effectuée, c'est-à-dire à une
époque où le vendeur était encore propriétaire de l'animal, c'est celui-
ci qui devait être tenu d'en supporter la perte.

Il ne m'appartient pas de dire si le tribunal n'a pas été bien hardi,
n'a pas outrepassé ses pouvoirs en faisant fléchir des principes généraux aussi clairs et absolus que ceux qui régissent la matière, devant
un usage local non expressément réservé par la loi : je confesse en
cela ma complète incompétence. Je me borne à faire remarquer que ce

jugement, à le supposer rendu en conformité de la loi, loin de contrarier la règle qu'on prétend qu'il méconnaît, la réserve au contraire très-explicitement pour les cas ordinaires et comme doctrine générale, et ne statue que pour une espèce qui, suivant lui, serait régie par des dispositions exceptionnelles dans le pays où la vente a eu lieu. D'où il suit implicitement que, dans la pensée des juges qui ont rendu ce jugement, partout où n'existerait pas un pareil usage reconnu et constamment observé, c'eût été l'acheteur qui eût dû être condamné à supporter la perte du cheval objet de cette contestation.

Il me paraît donc ressortir des considérations et remarques qui précèdent que l'on a très-mal compris et interprété les deux jugements que je viens de rappeler, en leur prêtant une signification contraire à l'esprit si manifeste des art. 1138 et 1583.

— Le rapport suivant qui fait suffisamment connaître l'espèce à laquelle il s'applique, et que j'ai eu l'honneur d'adresser, comme arbitre-rapporteur, au tribunal de commerce de Paris, a été suivi d'un jugement de ce tribunal qui établit quels sont les vrais principes dans les cas de cette nature.

A MM. les Président et Juges composant le tribunal de commerce de la Seine.

Messieurs,

Par votre jugement en date du 12 juin dernier, rendu dans une contestation pendante devant vous entre le sieur René-Launay, marchand de chevaux, demeurant à La Villette, rue d'Allemagne, n° 3, demandeur; et le sieur Fontaine, marchand de vins en gros, demeurant à Saint-Denis, Grande-Rue, n° 1, défendeur; vous m'avez fait l'honneur de me nommer arbitre-rapporteur, à l'effet par moi d'entendre les parties, les concilier, si faire se pouvait, sinon vous faire mon rapport. Au désir de ce jugement, j'ai réuni les parties dans mon cabinet, je les y ai entendues contradictoirement et séparément; j'ai pris connaissance des faits qu'elles ont jugé à propos de me communiquer; et je n'ai pu les concilier. Je vais, en conséquence, Messieurs, vous exposer les faits de la cause, tels qu'ils résultent de la déclaration concordante des parties; j'aurai ensuite l'honneur de vous faire connaître mon avis sur les droits de chacun dans cette affaire.

Le 21 mai dernier, se trouvant sur le marché aux chevaux de Paris, Fontaine y entra en pourparlers avec René-Launay sur un cheval dont le prix fut arrêté entre eux à 1,050 fr., plus 5 fr. de pièce qui furent donnés à l'instant même. Il fut convenu que la livraison en serait faite le lendemain à huit heures du matin, au domicile de Fontaine; aucune autre clause ou condition ne fut stipulée. Le soir même, en revenant du marché avec ses chevaux qu'il ramenait chez lui, René-Launay s'aperçut que celui qu'il avait vendu à Fontaine, quelques heures auparavant, n'était pas dans son état naturel et semblait malade. Il se trouvait alors sur le boulevart, à la hauteur de la rue Ménilmontant. Tout aussitôt la pensée lui vint de faire conduire ce cheval chez un vétérinaire pour y faire constater son état, et, s'il était nécessaire, lui faire donner les soins convenables. Ce fut chez M. Watrin, vétérinaire rue du Ponceau, dont l'établissement n'était pas éloigné, qu'il le fit conduire et le laissa en traitement. Le lendemain, vers midi suivant lui, vers deux heures suivant Fontaine, il informa ce dernier de ce qui était arrivé : mais Fontaine ne crut pas devoir intervenir. Or, il résulte des renseignements qui m'ont été donnés par M. Watrin, à qui je les ai demandés, que, lorsque ce cheval est arrivé dans ses infirmeries, il présentait les symptômes les plus graves : il avait la peau froide, la tête basse, la respiration pénible et courte, les muqueuses apparentes injectées, le pouls presque imperceptible, l'œil brillant : il était tourmenté par des coliques; de plus, l'auscultation indiquait l'absence du murmure respiratoire dans la partie inférieure des poumons. Quelque énergique et rationnel qu'ait été le traitement mis en usage et continué par M. Watrin, le mal alla en s'aggravant rapidement, au point que le 24, à sept heures du matin, l'animal cessait de vivre.

Informé de cet événement, René-Launay, dans le but de sauvegarder ses droits à l'égard de Fontaine en faisant constater régulièrement les causes de la mort du cheval, fit transporter le cadavre au clos d'équarrissage des Vertus, et invita M. Watrin à en faire l'autopsie, pour, ensuite, en dresser procès-verbal : mais, au préalable, il fit connaître à Fontaine ce qui était arrivé, le prévint que l'autopsie aurait lieu le lende...ain 25 à neuf heures du matin, et l'invita à s'y trouver. Mais Fontaine, continuant à s'abstenir, ne se rendit pas à cette invitation, qu'il reconnaît toutefois lui avoir été faite; et ce fut en présence seulement de René-Launay et du sieur Jarry son conseil, que M. Watrin, passant outre après avoir attendu Fontaine pendant une heure, fit l'ouverture du cadavre, et constata, ce qui résulte de son procès-verbal du 25 mai, que l'animal avait succombé à une hernie inguinale étranglée de l'épiploon, compliquée d'inflammation aiguë du poumon et de la plèvre, maladies non rédhibitoires.

Quelques jours après, René-Launay ayant réclamé le prix de son cheval, Fontaine déclara qu'il ne se croyait pas tenu de payer un animal mort entre les mains du vendeur avant de lui avoir été livré. C'est alors que René-Launay, après une sommation de payer restée sans résultat, fit assigner Fontaine à votre audience du 12 juin à laquelle vous avez renvoyé les parties devant moi.

La demande tend à obtenir le paiement de la somme de 1,050 fr., prix du cheval vendu au défendeur le 21 mai, et mort sans la faute du demandeur, avant la livraison il est vrai, mais après une vente parfaite et avant aucune mise en demeure.

Le défendeur oppose que le cheval n'ayant jamais été en sa possession, et étant mort entre les mains du vendeur avant de lui avoir été livré, il serait, suivant lui, fort étrange, qu'il fût passible de sa perte et obligé de le payer. Il croit savoir que, dans des cas semblables à celui qui se présente aujourd'hui, le tribunal de commerce de Chartres, par un jugement du 16 juin 1840, et le tribunal de commerce de Laigle, par un jugement en date du 5 septembre 1853, ont jugé que la perte était pour le vendeur. D'ailleurs et subsidiairement, il s'étonne que René-Launay, dès qu'il a vu le cheval malade, l'ait conduit et déposé, sous son nom à lui Fontaine, chez un vétérinaire qu'il ne connaît pas, au lieu de l'amener chez lui, puisqu'on prétend qu'il en était déjà le propriétaire : peut-être, si ce cheval avait été traité par le vétérinaire qui a sa confiance, n'aurait-il pas succombé. René-Launay a donc agi comme propriétaire en mettant le cheval en traitement où bon lui a semblé ; il a, ainsi, assumé sur lui la responsabilité de ce qui pouvait arriver ; il ne saurait, dès lors, en bonne justice, être admis à faire supporter à un autre le droit de propriété dont, seul, il a fait usage. Enfin le défendeur fait valoir encore que, puisque René-Launay le regardait comme propriétaire, il aurait dû le faire avertir le jour même, ou le lendemain de grand matin, de l'état du cheval ; tandis que ce n'est que le lendemain à deux heures qu'il l'en a informé. Pour toutes ces raisons, il repousse la responsabilité qu'on prétend lui imposer, et espère que le tribunal ne consacrera pas le système de la demande.

René-Launay répond que, dans tout ce qu'il a fait, il a cru agir et a agi dans l'intérêt même de l'acheteur. Aussitôt qu'il s'est aperçu des symptômes graves qui venaient de se montrer presque subitement sur un cheval qui ne lui appartenait plus, il a cru ne pouvoir mieux faire que de le conduire chez un vétérinaire où il pourrait recevoir avec suite les soins que réclamerait son état : s'il a choisi M. Watrin de préférence à tout autre, c'est que ce vétérinaire était celui dont l'établissement était, à sa connaissance, le plus rapproché de l'endroit où il se trouvait quand il s'est aperçu des premiers symptômes du mal ; et que, en même temps, il ne pouvait mieux s'adresser qu'à un homme honoré, comme vétérinaire, de la confiance de la Préfecture de police, qui était tous les jours commissionné comme expert par des juges de paix, et qui avait été, pendant longtemps, l'un des arbitres du tribunal de commerce. Quant au reproche qui lui était fait d'avoir informé tardivement l'acquéreur, il ne le croit pas fondé : il était huit heures du soir quand il a eu déposé le cheval chez M. Watrin ; évidemment il ne pouvait en informer Fontaine ce jour-là · dès le lendemain, dès qu'il avait su que le cheval n'allait pas mieux, il le lui a fait savoir ; et, en vérité, quand le garçon qu'il a chargé de ce soin serait arrivé chez Fontaine à neuf ou dix heures du matin, au lieu d'arriver à midi ou à deux heures, en quoi cette circonstance aurait-elle pu empêcher ou modifier ce qui est arrivé : dans l'état où il était, le cheval n'était pas transportable : et qu'aurait pu faire autre chose Fontaine que de le laisser dans l'infirmerie et aux soins éclairés du vétérinaire chez qui il était ?

En résumé :

D'un côté le demandeur prétend que le cheval qu'il a vendu purement et simplement, étant mort sans sa faute avant la livraison, mais sans qu'il fût ou ait été mis en demeure de livrer, et ayant succombé à une maladie non rédhibitoire, il est fondé à en réclamer le prix à son acquéreur.

D'un autre côté, le défendeur soutient qu'il ne saurait être tenu de payer le prix d'un cheval, qu'il a acheté, il est vrai, mais qui est mort avant de lui avoir été livré ; et, subsidiairement, il repousse la demande par la raison qu'en déposant le cheval malade chez un tiers, sans le consulter, et en ne l'en informant que le lendemain, le demandeur a fait un acte de propriété suffisant pour qu'on doive lui imputer comme au propriétaire réel les conséquences de la perte de l'animal qui a succombé après cet acte.

Il y a donc, dans l'affaire qui m'est soumise par le tribunal, deux questions à étudier : l'une qui est une question de principe, à savoir, si un animal qui, après avoir été l'objet d'une vente parfaite, vient à périr avant la livraison, sans la faute du vendeur, meurt pour le compte de ce dernier ou pour celui de l'acquéreur : l'autre, qui est une question de fait, et qui, dans l'hypothèse où la première serait résolue en faveur du vendeur, consiste à rechercher si cette solution est applicable à l'espèce, et si, par ses actes, René-Launay n'a pas compromis les droits qui en résulteraient pour lui.

C'est ce que je vais examiner successivement.

Et, d'abord, en ce qui concerne la question de principe, sa solution ne saurait, à mon sens, être douteuse si on la cherche, comme cela me paraît devoir être, dans la combinaison des art. 1583, 1624, 1138 et 1302 du Code civil, qui ont tracé d'une manière très-nette les règles applicables à la matière. Il résulte en effet, du premier de ces articles, que lorsqu'il s'agit d'un corps certain et déterminé, la vente en est parfaite entre les parties, et « la *propriété* ac-« quise de droit à l'acheteur à l'égard du vendeur, dès qu'on est convenu « de la chose et du prix, *quoique la chose n'ait pas encore été livrée ni* « *le prix payé*. » Il résulte de l'art. 1624 que, en matière de vente, « la « question de savoir *sur lequel du vendeur ou de l'acquéreur doit tom-*

« *ber la perte de la chose vendue, avant la livraison,* est jugée d'après
« les règles prescrites par l'article 1138. » Il résulte de ce dernier article
que « l'obligation de livrer la chose est parfaite par le seul consentement
« des parties contractantes, qu'elle rend le créancier (acheteur) *proprié-*
« *taire*, et met la chose *à ses risques et périls dès l'instant où est*
« *née l'obligation de livrer, encore que la tradition n'en ait point été*
« *faite*, à moins que le débiteur (vendeur) *ne soit en demeure* de la livrer;
« *auquel cas* la chose reste aux risques de ce dernier. » Enfin l'art. 1302
établit que « lorsque le corps certain et déterminé qui était l'objet de l'obli-
« gation vient à périr, l'obligation est éteinte si la chose a péri sans la faute
« du débiteur et avant qu'il soit en demeure. » L'art. 1586 répète, sous une
autre forme, les mêmes principes.

Or ces règles sont trop précises, le sens de ces articles est trop évident,
pour avoir besoin de commentaires. Tous les jurisconsultes, depuis Pothier
jusqu'à M. Troplong, sont d'accord sur les principes de droit qu'ils consa-
crent. Il ne s'agit donc, ici, que de les examiner dans leur rapport avec le
fait spécial sur lequel repose le procès actuel; et ce rapport me paraît des
plus faciles à établir.

Le 21 mai, Fontaine achète un cheval à René-Launay. La vente est régu-
lière. On est d'accord sur la chose et sur le prix. Aucune condition, aucune
réserve n'est stipulée : seulement il est convenu que la livraison aura lieu
le lendemain matin à huit heures. Le soir même, le cheval devient subitement et gravement malade entre les mains du vendeur, avant la livraison
conséquemment, mais aussi, avant que celui-ci ne soit en demeure de
livrer puisque l'époque de la livraison, d'après la convention, n'est fixée
qu'au lendemain. A la suite de cette maladie non rédhibitoire, purement
accidentelle, nullement imputable à la négligence et à la faute du débiteur
ou de personne dont il réponde, l'animal vient à périr. N'est-ce pas là, dans
tout ce qu'il peut avoir de mieux caractérisé, l'un des cas prévus par les
articles que je viens de rappeler, l'un de ceux où ils paraissent s'appliquer
le plus naturellement ? Et qu'on ne dise pas que ces articles ne sont pas
applicables quand il s'agit de ventes d'animaux : car, d'abord, il faudrait
appuyer cette prétention par des textes ou des autorités quelconques ; et je
ne sache pas qu'il en existe qu'on puisse utilement invoquer à cette fin : car,
d'un autre côté, on se mettrait en opposition avec le sentiment de la plu-
part des plus savants commentateurs du Code civil, qui, précisément, comme
exemples de leurs doctrine, lorsqu'ils expliquent les articles 1138, 1302,
1583, 1585 et 1624, citent le cas de chevaux ou de moutons vendus et dont
la mort avant la livraison, sans la faute du vendeur qui n'est pas en demeure
de livrer, doit, suivant eux, rester pour le compte de l'acquéreur. *Res perit
emptori.*

Mais est-il vrai, comme l'a assuré le défendeur, que, dans des espèces semblables à celle qui vous est soumise, la jurisprudence des tribunaux de commerce de Chartres et de Laigle, se soit écartée de ces principes ? J'ai voulu m'en assurer en me reportant au texte même des deux jugements invoqués ; et j'ai pu me convaincre que si, en fait, dans les affaires auxquelles ils s'appliquaient, ces jugements ont laissé à la charge du vendeur la perte de chevaux morts avant la livraison, sans sa faute, et avant qu'il fût en demeure de livrer, ç'a été par suite de circonstances exceptionnelles, particulières aux espèces dont il s'agissait, et rappelées dans les considérants de ces jugements qui, en réalité, loin d'infirmer la règle qu'on prétend qu'ils contrarient, ne font, au contraire, que la confirmer explicitement.

En effet, dans l'affaire jugée par le tribunal de Chartres, il avait été stipulé, lors de la vente, qu'un cheval qui était vendu le 18 avril, par Guillon à Lenfant, « ne serait livré que du 8 au 11 mai suivant, et qu'*étant représenté* « *sain et en bon état,* le paiement s'en effectuerait de suite. »

Le tribunal a vu dans cette stipulation « une condition suspensive qui « donnait droit à l'acheteur de refuser l'animal s'il lui était représenté blessé « par accident ou malade, et le dispensait de tout paiement dans ce cas « comme dans celui où comme dans l'espèce, le vendeur se trouverait dans « l'impossibilité de livrer le cheval mort dans l'intervalle de la vente à la « livraison. » Aussi, est-ce en visant les art. 1584, 1181, 1182 et 1135 du Code civil que, par son jugement du 16 juin 1840, le tribunal a déclaré Guillon non recevable dans sa demande contre Lenfant en paiement du prix du cheval non livré et mort.

Quant au jugement de Laigle, du 5 septembre 1853, en condamnant le vendeur entre les mains de qui le cheval objet du procès était mort sans sa faute, avant la livraison et sans qu'il fût en demeure, le tribunal s'est appuyé, à tort ou à raison, sur ce que, dans le pays où le marché avait eu lieu, l'*usage* étant que la vente des chevaux n'est parfaite que par la livraison, il n'y avait lieu à faire à la cause l'application des dispositions des articles 1138 et 1583 du Code civil. — Quoi qu'il en soit de la valeur, en droit, des motifs du jugement du tribunal de Laigle, je dois dire que je ne connais pas à Paris d'usage qui soit, ici, en opposition avec la loi. Ce que je sais, seulement, à cet égard, c'est que, *très-volontairement, certains* marchands de chevaux de Paris et des environs, quand un cheval qu'ils ont vendu meurt entre leurs mains, sans leur faute, avant la livraison, consentent à supporter la moitié de la perte. Mais, je le répète, c'est librement, et non en vertu d'un usage quelconque qui les obligerait, qu'ils acceptent de supporter une partie de la perte.

Il n'y a donc rien, dans la jurisprudence invoquée par Fontaine, qui contrarie les principes généraux constituant le droit en l'espèce ; rien, dans les exceptions qui la motivent, qui puisse justifier la fin de non-recevoir qu'il oppose aux prétentions de René-Launay.

Il me reste à examiner 1° jusqu'à quel point ce dernier aurait fait acte de propriété et assumé sur lui la responsabilité de la perte du cheval qu'il a vendu, en conduisant cet animal chez M. Watrin, sans l'assentiment de Fontaine, au moment même où les premiers symptômes du mal ont apparu ; 2° jusqu'à quel point, ne l'ayant pas livré le 22 au matin, il se serait trouvé en demeure, à partir de ce moment ; 3° jusqu'à quel point, enfin, il aurait compromis ses droits, en n'informant Fontaine de ce qui était arrivé que le lendemain à deux heures de l'après-midi, au lieu de l'en informer dans la matinée.

J'avoue que ces récriminations ne me paraissent pas sérieuses.

Il me semble, au contraire, que, aussitôt qu'il a vu sur le cheval les symptômes graves qui se sont montrés tout d'un coup, René-Launay a fait tout ce qu'il pouvait faire de plus sage, a agi, suivant le langage du Code, en bon père de famille, en conduisant au plus vite le cheval chez le vétérinaire le plus voisin, pour lui faire donner d'urgence tous les soins que réclamait son état. Je ne sache pas ce qu'aurait pu faire autre chose le défendeur, si le cheval avait été chez lui. J'ajoute que M. Watrin m'a fait connaître le traitement auquel ce cheval a été soumis, et que, eu égard aux symptômes qu'il m'a dit que cet animal avait présentés, j'ai trouvé ce traitement tout à fait rationnel.

D'un autre côté, il est évident que si René-Launay n'a pas livré le cheval le 22 à huit heures du matin, comme il avait été convenu, ç'a été par la circonstance de force majeure résultant de l'état du cheval ; et qu'on ne saurait nullement le lui imputer à faute.

Pour ce qui est de ce fait que Fontaine n'a été prévenu qu'à deux heures de l'après-midi de ce qui était arrivé au cheval, au lieu de l'avoir été dans la matinée, on peut bien reconnaître, dans ce retard, de la négligence de la part de René-Launay ; mais on se demande aussi en quoi, dans cette circonstance, les intérêts de Fontaine ont pu avoir à en souffrir.

En résumé, Messieurs,

En fait,

Considérant qu'il est constant que, le 21 mai dernier, René-Launay a vendu purement et simplement, à Fontaine, un cheval qu'il s'est chargé de lui livrer le lendemain à huit heures du matin ;

Considérant que, sans qu'il apparaisse par quoi que ce soit qu'il y ait rien eu de la faute de René-Launay, ce cheval est tombé gravement malade dans la soirée même, et malgré les soins les plus rationnels qui lui ont été immédiatement donnés par un vétérinaire expérimenté, est mort le 24 ;

Considérant qu'il résulte de l'autopsie qui en a été faite par M. Watrin en l'absence volontaire de Fontaine dûment appelé, que le cheval est mort des suites d'une hernie étranglée de l'épiploon, compliquée de pleuro-pneumonie aiguë, maladies non rédhibitoires ;

En droit,

Considérant que, aux termes des articles 1138, 1302, 1583 et 1624 du Code civil, l'acquéreur d'une chose certaine et déterminée dans son espèce en devient propriétaire, et dès lors, en supporte la perte lorsque cette chose vient à périr après la vente, même avant la livraison, pourvu que cette perte ne résulte pas d'un fait imputable au vendeur ;

Considérant que la vente faite par René-Launay à Fontaine était parfaite dès le jour où elle a été contractée, et que, dès lors, le cheval qui en fait l'objet, bien que mort avant d'avoir été livré, est mort, cependant, des suites d'une maladie née sans la faute du vendeur, avant que celui-ci fût en demeure de livrer ;

J'estime qu'il y a lieu, par le tribunal, à accueillir la demande faite par René-Launay contre Fontaine ; à prononcer que ce dernier sera tenu de payer au demandeur la somme de 1,050 fr., prix du cheval ; et, de plus, à le condamner à tous les frais et dépens.

Tel est, Messieurs, l'avis que j'ai l'honneur de soumettre à la sagesse de vos délibérations ultérieures.

Alfort, 18 juillet 1855.   Eug. Renault.

Sur ce rapport, après avoir entendu les parties et leurs agréés dans leurs plaidoiries et conclusions, et après en avoir délibéré, le tribunal de commerce de Paris a, dans son audience du 26 septembre 1855, rendu le jugement suivant :

« Le tribunal, attendu qu'il est constant que, le 21 mai 1855, Fon-
« taine et Comp. ont acheté, au marché aux chevaux, de René-Launay
« un cheval d'une valeur de 1,050 fr. et ont donné 5 fr. d'arrhes ;

« Attendu que, s'ils prétendent que le cheval devait être examiné à
« domicile, ils n'apportent aucune preuve à l'appui de cette allégation ;
« qu'il ressort donc qu'il y a eu consentement sur la chose et sur le
« prix, que la vente est parfaite et que, du moment de la vente con-
« sommée, Fontaine et Comp. sont devenus propriétaires du cheval
« objet du litige ;

« Attendu que ce principe que la perte de l'objet vendu est pour
« compte du propriétaire ne saurait être contesté ; qu'il en ressort que
« Fontaine et Comp. doivent être tenus au paiement du prix du cheval

« mort au domicile de René-Launay avant livraison sans qu'aucune
« faute lui soit imputable ;

  « Par ces motifs,

 « Jugeant en dernier ressort, condamne Fontaine et Comp. par
« toutes les voies de droit, et même par corps, à payer à René-Launay
« la somme de 1,050 fr., montant de la demande, avec les intérêts sui-
« vant la loi, et condamne en outre Fontaine et Comp. aux dépens. »

Paris. — Typographie de E. et V. PENAUD FRÈRES, 10, rue du Faubourg-Montmartre.